LA

NÉVRALGIE SCIATIQUE RHUMATISMALE

ET LES EAUX DE LUCHON

EFFETS IMMÉDIATS PRODUITS PAR LA CURE THERMALE

PAR

Le Docteur Fernand LAVERGNE

INSPECTEUR ADJOINT

LA

NÉVRALGIE SCIATIQUE RHUMATISMALE

ET LES EAUX DE LUCHON

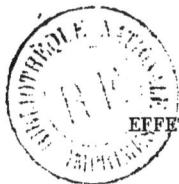

EFFETS IMMÉDIATS PRODUITS PAR LA CURE THERMALE

PAR LE Dr FERNAND LAVERGNE

INSPECTEUR ADJOINT

———————

La névralgie sciatique, d'origine rhumatismale, est une affection malheureusement très commune, très douloureuse, contre laquelle la thérapeutique ordinaire échoue le plus souvent, si elle n'intervient pas tout à fait au début. Chaque année, nous avons l'occasion de traiter, à Luchon, un certain nombre de malades atteints de sciatique. Ces derniers temps surtout, nous avons pu en observer plusieurs cas. Il nous a paru bon de les recueillir avec soin, de les analyser, et de montrer, avec preuves à l'appui, les bons effets de nos eaux dans cette maladie. Nous ne parlerons aujourd'hui que des effets immédiats de la médication thermale, nous réservant d'étudier dans un autre article les effets prolongés de nos eaux sur la névralgie.

Chargés, avec notre excellent collègue et ami le Dr Ferras, du traitement des malades à l'hôpital Ramel, c'est là que nous avons pris la plupart des observations qui vont suivre.

OBSERVATION 1.

X... (Guillaume), quarante-cinq ans, pompier.

Début de la maladie en juillet 1885, par des douleurs vives dans la fesse gauche, avec sensation de « rongement ». Traité par les vésicatoires et les douches chaudes. Il est resté sept mois au lit, sans presque se lever, ne pouvant rester assis, à cause de la douleur qu'occasionnait cette position. Depuis quatre mois il a repris son service, mais, néanmoins, dispensé d'aller au feu. Depuis, il a toujours souffert, par intermittences, surtout le matin, et pendant les secousses de toux. Absence de tout antécédent vénérien. Le malade, en dehors de l'affection actuelle, a toujours eu une bonne santé.

État actuel : 30 Juin. — Douleur lancinante, partant de l'échancrure sciatique, s'irradiant le long de la face externe de la cuisse jusqu'au creux poplité, exagérée par la toux, se manifestant surtout le matin, quand le malade se lève. Pas de points douloureux. Légère difficulté dans la marche. Aucun trouble trophique. Tophus de l'oreille droite.

Traitement. — Grande douche à piston 39° à 40°. Durée progressive de cinq à huit minutes.

6 *Juillet.* — Le matin, au réveil, léger tremblement dans la main droite. Se trouve bien pendant la douche. Douleur moins vive. Appétit et sommeil bons.

Traitement. — Porter la douche à la température la plus élevée possible.

8 *Juillet.* — Amélioration continue.

12 *Juillet.* — La toux provoque moins la douleur.

14 *Juillet.* — A fait hier une longue course à pied, qui n'a pas ramené la souffrance.

20 *Juillet.* — Départ. Dans la journée, pas de douleur. Le matin, le malade souffre beaucoup moins qu'à l'arrivée. En somme, malade très amélioré.

OBSERVATION 2.

T..., trente-huit ans, pompier. — Pas de rhumatisme chez les ascendants ni les collatéraux. Début, il y a quatre ans, par des douleurs partant du sacrum, se propageant au membre inférieur gauche, procédant par accès. — Séjour au lit pendant trois mois. En 1884, au mois de juin, deuxième atteinte. En mai 1886, a souffert de nouveau beaucoup pendant quinze jours.

État actuel : 30 Juin. — Douleur très vive, partant du milieu de la crête iliaque gauche, contusive, revêtant la nuit la forme de crampes, allant jusqu'à la malléole externe; continue au niveau de la face externe de la cuisse; avec des pa-

roxysmes fréquents provoqués par les premiers pas. Tiraille-
ments. Points douloureux : sacro-iliaque postérieur, fessier,
malléolaire; peu exagérés par la pression. Marche sans boiter.
Sensation de froid très vif, sans hypothermie appréciable à la
main. État général bon, mais sommeil irrégulier.

Traitement. — Grande douche 39°; cinq minutes. (Malade
assis.)

4 *Juillet.* — Sous la douche, pas de douleur. Après elle, sensation de meurtrissure. Dans la journée, douleur moin ire qu'à
l'arrivée.

5 *Juillet.* — Élancements dans la hanche, la fesse, le mol et.
Le soir, se sent fatigué.

8 *Juillet.* — Élancements ont disparu. A leur place, tiraille-
ments le long du sciatique. Pas de véritables souffrances.
Sueurs abondantes la nuit.

12 *Juillet.* — Le mieux s'accentue, mais le malade es' rap-
pelé chez lui par un deuil de famille.

OBSERVATION 3.

X...., soixante et un ans, marchand ambulant.

Début de la sciatique, en même temps qu'un rhumatisme
articulaire-subaigu. Les manifestations articulaires ont disparu. Seule, la névralgie persiste depuis huit ans.

Etat actuel : 30 Juin. — Douleur moins vive ces derniers
temps, ayant permis au malade de reprendre son métier interrompu. Elle siège à droite, au niveau de l'échancrure sciatique,
et du grand trochanter. La marche, le froid surtout l'exaspèrent.
Sensation d'engourdissement et fourmillement dans les genoux,
et dans l'articulation du gros orteil avec le métatarse. Pas de
troubles trophiques.

Traitement. — Grande douche à piston. Température la
plus élevée possible.

3 *Juillet.* — Le malade est obligé de partir.

OBSERVATION 4.

X.... (Jean), cinquante-cinq ans, cultivateur. — Malade
ayant mené une vie très pénible; s'étant livré très souvent à
l'exercice de la pêche. Pour cela faire, il passait fréquemment

plusieurs heures par nuit, les jambes nues, marchant dans l'eau. A eu plusieurs attaques successives de rhumatisme articulaire, la première il y a quinze ans. A cette époque, séjour d'un mois au lit. Depuis lors, a pu reprendre ses occupations, souffrant toujours. La névralgie sciatique s'est établie peu à peu. Très sujet aux congestions céphaliques ; il a été saigné une quinzaine de fois dans sa vie.

État actuel : 30 *Juin.* — Dans les deux genoux, craquements, faiblesse, sensation de froid, du côté gauche douleur suivant le trajet du sciatique, provoquée ou exagérée par la marche, la chaleur du lit (crampes). — Points caractéristiques au niveau du grand trochanter, du creux poplité. Engourdissement, fourmillements plantaires, pas d'atrophie ni d'hypothermie. État général bon, cœur sain.

Traitement. — Bain Bordeu, 35° 30'. G. D. P. 38° à 39°; le malade assis ; alterner.

6 *Juillet.* — Céphalalgie après le bain : en même temps, toux, essoufflement, douleur vive dans les genoux, quand le malade monte ou descend un escalier. Prendra chaque jour une grande douche, 40° 6'.

9 *Juillet.* — Amélioration dans l'état des genoux. Préfère les douches aux bains.

12 *Juillet.* — Encore un peu de céphalalgie. Soubresauts nocturnes. Sinapismes sur les membres inférieurs.

14 *Juillet.* — Se trouve beaucoup mieux.

20 *Juillet.* — Départ. Les genoux vont bien. Pas de douleur à la pression sur les régions trochanterrienne et poplitée.

OBSERVATION 5.

X..... (Joseph), cinquante et un ans, cordonnier. — Il y a dix ans, lumbago violent, douleurs musculaires au niveau du mollet, arthralgie du cou du pied droit. Depuis lors, alternatives d'amélioration et d'aggravation. Les récidives sont plus fréquentes. Il est repris depuis un mois. Habitation humide, sombre, où il a séjourné pendant deux ans. Sensibilité extrême au froid.

Actuellement : 30 *Juin.* — Douleurs intermittentes survenant à n'importe quel moment de la journée. Pas de troubles de la motilité. Très légère hypothermie au niveau de la fesse droite. Constipation, dyspepsie flatulente.

Traitement. — Bain Bordeu, 35° 30'.

5 *Juillet*. — Depuis deux jours, courbature des membres inférieurs et des reins. Dans le bain, se trouve bien ; à la sortie aussi. Petite douche arrosoir 6', jet faible, donnée après le bain.

7 *Juillet*. — Se trouve mieux ; lumbago moins violent. Ballonnement gastrique ; quassia amara. Fourmillements dans le cou de pied droit.

10 *Juillet*. — Souffre un peu du mollet et de la région sacrée. Constipation : rhubarbe ; grande douche à piston 5' à 8', progressivement 39° à 40°. Alterner.

14 *Juillet*. — Entéralgie : sedlitz Chanteaud, une cuillerée.

20 *Juillet*. — Départ. Le traitement n'a pas réveillé les douleurs névralgiques violentes. Depuis dix jours, le malade n'a pas souffert. Hypothermie fessière moindre.

OBSERVATION 6.

X..., quarante ans, brodeuse. — Début par un rhumatisme articulaire aigu, après lequel la sciatique a persisté.

Actuellement : 7 *Juin* 1886. — Douleur partant de l'échancrure sciatique gauche, allant jusqu'au pied. Aucune très prononcée. Rien au cœur. Pouls régulier. — A eu, mais n'a plus les jambes enflées.

Traitement : Bain Richard-Ancienne, 35° 30'.

12 *Juin*. — Souffre un peu de la main droite.

15 *Juin*. — Douleur de la fesse plus vive ; peu d'appétit ; constipation. — Rhubarbe.

19 *Juin*. — Même état quant aux douleurs. Grande douche à piston, 40° 8 à 10'.

25 *Juin*.. — Sciatique : état stationnaire. — Menstrues.

28 *Juin*. — Départ. Pas d'amélioration.

OBSERVATION 7.

X... (Anna), trente-sept ans. — Début, il y a sept ans, par des douleurs articulaires. A la suite, névralgie sciatique droite.

Etat actuel : 7 *Juin*. — Douleur toujours vive. Sensation de froid très vif, extrêmement pénible ; hypothermie locale peu marquée.

Traitement : Bain Richard-Ancienne, 35° 30'.

12 *Juin.* — Etat stationnaire. Grande douche à piston, 40° 5'.

17 *Juin.* — Un peu mieux. Prendra ses douches tous les jours.

19 *Juin.* — Élancement dans le membre inférieur gauche. Prétend que le bain augmentait la douleur et le refroidissement du membre. La grande douche donne une chaleur plus prolongée.

28 *Juin.* — Départ. Grande amélioration. Sensation de froid à peine appréciable.

OBSERVATION 8.

X... (Marie), quarante-quatre ans, femme de ménage. — Fille de mère hémiplègique. Elle a, depuis vingt ans, des douleurs rhumatismales articulaires ou abarticulaires. Ces dernières années est survenue une sciatique double, avec prédominance du côté gauche.

Actuellement : 10 *août* 1885. — Douleurs articulaires dans les épaules. Reins douloureux quand le malade se baisse ou se lève de sur la chaise. Souffrance très vive le long du sciatique gauche; moins marquée à droite. — Point caractéristique au niveau de l'émergence du nerf. Sensation de froid continuel aux jambes.

Traitement : Bain Bordeu, 35° 30'. — Petite douche arrosoir, six minutes.

17 *Août.* — Souffre des épaules. Du côté du sciatique, pas d'amélioration. — Alterner bain et grande douche à piston, 39° à 40° 8'.

20 *Août.* — Très légère amélioration.

24 *Août.* — N'était pas réglée depuis six mois. Ce matin, menstrues ont reparu.

27 *Août.* — La malade peut reprendre son traitement.

31 *Août.* — Départ. Amélioration du côté gauche.

OBSERVATION 9.

X..., soixante-cinq ans, cantonnier. — Début de la maladie, il y a deux ans, après une fièvre typhoïde. Application de plusieurs vésicatoires, suivie de soulagement.

Traitement : Bains Bordeu, 35° 30'.

24 *Juillet*. — Arrivé d'hier, déclare se trouver mieux après un seul bain.

28 *Juillet*. — Douleur vive au niveau de la hanche. — Petite douche arrosoir, cinq minutes, 39°.

2 *Août*. — Amélioration du côté de la hanche. Douleur trochantérienne.

14 *Août*. — Départ. Persistance de la souffrance au niveau du grand trochanter. Partout ailleurs, le malade ne souffre plus.

OBSERVATION 10.

X..., quarante-six ans, blanchisseuse.

Antécédents : N'ont pas été notés.

État actuel : 7 *Juin.* — Douleur sciatique occupant tout le membre inférieur droit. En même temps, arthralgie du genou gauche. Tout se borne à la douleur vive ressentie par la malade.

Traitement : Bain Richard Ancienne, 35° 30'.

15 *Juin*. — État stationnaire. — Gr. D. A' 8'.

18 *Juin*. — Se trouve beaucoup mieux.

21 *Juin*. — Douleur à l'omoplate gauche; mais la sciatique continue à aller bien.

28 *Juin*. — Départ. Douleur nulle.

OBSERVATION 11.

X..., cinquante-deux ans, cuisinière. — Début de la maladie il y a dix ans. Souffre de tout le membre inférieur gauche. — Bain Bordeu, 35° 50'. Petite douche piston, après le bain.

27 *Août.* — En traitement depuis cinq jours. Marche très difficilement.

28 *Août*. — Douleurs un peu moins vives. Arthralgie tibio-tarsienne droite.

5 *Septembre*. — Très grande amélioration. Cet état persiste jusqu'au 10 août où la malade part.

Résumons les observations qui précèdent ;

Chez tous les malades, l'influence étiologique du froid, de l'humidité, — partant la nature rhumatismale de la maladie,

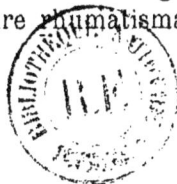

— était parfaitement démontrée. Outre la névralgie sciatique, ils présentaient ou avaient présenté, pour la plupart, d'autres manifestations de la diathèse : iritis, arthralgie, arthrite sèche, sensibilité extrême au froid, rhumatisme articulaire, etc..... Deux d'entre eux, surtout, étaient de véritables arthritiques : l'un par les dépôts tophacés de ses oreilles ; l'autre par une tendance extrême aux congestions sanguines.

L'affection avait débuté à une époque variable de un à quinze ans, tantôt comme phénomène primordial, tantôt parallèlement à d'autres accidents, pendant une attaque de rhumatisme articulaire aigu ou subaigu ; une fois, elle avait succédé à une fièvre typhoïde.

Les symptômes consistaient en : 1° *Troubles de la sensibilité.* — Douleur émanant de l'échancrure sciatique, du milieu de la crête, des lombes, s'irradiant le long de la face externe de la cuisse jusqu'au creux poplité, au genou, à la malléole, au bord externe plantaire du pied, — lancinante et contusive, continue et occupant alors de préférence la face externe — ou intermittente et se manifestant suivant le cas, la nature, au lever, pendant la marche, au moment où le malade assis fait un effort pour se lever et exécuter le premier pas.

Dans ce dernier cas, les malades l'attribuent à la chaleur du lit et la douleur revêt la forme des crampes qui se manifestent de préférence au moment où le malade veut se retourner. — Dans une seule observation, nous avons noté la bilatéralité des lésions.

Points douloureux. — Nous avons noté les points douloureux suivants : sacro-iliaque postérieur, fessier, trochantérien, poplité, iliaque médian, malléolaire externe. — Parfois spontanés chez certains malades, ils avaient besoin d'être provoqués par la pression.

2° *Sensations diverses* : fourmillements, engourdissements, meurtrissures ; elles coïncident d'ordinaire avec le symptôme douleur.

3° *Troubles de la motilité.* — Le malade, assis, est obligé, pour se lever, d'arc-bouter ses mains, de prendre appui sur une chaise ou sur une canne. Une fois debout, les premiers pas sont les plus difficiles. Par contre, après s'être lancé, il trouve que la marche le soulage. Il lui est très difficile de monter dans son lit. Enfin, certains malades boitent et la marche est très difficile, même avec l'aide d'un bâton.

Troubles trophiques. — Trois fois nous avons constaté :
1º Une hypothermie assez notable du niveau de certaines
régions, en particulier au niveau de la fesse, 2º avec cet abaisse-
ment local de la température coïncide ordinairement un sentiment de froid extrêmement pénible pour le malade, de
l'atrophie musculaire des muscles fessiers et de la région pos-
térieure de la cuisse.

L'état général, — sauf chez un ou deux malades, anémies ou
affaiblis, — était bon.

En face de ces symptômes, nous avons trois indications prin-
cipales à remplir :

1º Combattre la douleur ;

2º Ramener la caloricité ;

3º Lutter contre l'atrophie musculaire et l'impotence fonctionnelle qui en est la conséquence. .

Le traitement a consisté dans l'emploi de bains, petites douches, grandes douches locales.

Comme bains, nous avons prescrit les sources *Bordeu* et
Richard ancienne à cause de leur mérite bien connu, — sinon
bien expliqué, — d'être sédatives, et de convenir admirable-
ment toutes les fois qu'on a à redouter une excitation trop vive.
C'est ici le cas. Nous ne devons pas oublier qu'il s'agit d'une
affection rhumatismale et que notre première préoccupation
doit être de ne pas ramener vers les articulations l'hypérémie,
la fluxion, qui ont existé antérieurement, à une époque plus
ou moins éloignée.

Pour le même motif, les bains ont été pris à une température de 35º, thermalité moyenne, légèrement stimulante, qui
met à l'abri des effets trop excitants produits par les bains
trop chauds, et qui permet de prolonger suffisamment la durée
de la balnéation. Cette durée était d'une demi-heure.

Mais une condition essentielle, c'est que la température soit
constante et rigoureusement surveillée. N'oublions pas, en effet, que les rhumatisants sont le plus souvent, — pas toujours,
— des arthritiques, c'est-à-dire des individus extrêmement
sensibles au froid, et ne nous exposons pas, pour guérir une
sciatique, à donner à un malade une attaque de rhumatisme
articulaire aigu.

Les *petites douches*, d'une température supérieure à celle
du bain, ont été données après celui-ci, — et cela, pour une

raison bien simple, — c'est que nous cherchons à obtenir par ce moyen, non un effet résolutif, mais un effet révulsif. Elles doivent donc être courtes, ne jamais dépasser quatre à cinq minutes.

Par les *grandes douches*, nous voulons produire, outre la révulsion, un effet thermique considérable, un massage des parties atteintes. Pour seconder l'action de ce moyen, et en particulier l'action du massage, le patient est assis, de manière à mettre la partie malade dans un état de relâchement complet, destiné à favoriser la circulation sanguine. Les douches sont données de préférence avec le piston, pendant cinq, six, huit minutes. La température de 39° à 40° au début, est élevée progressivement, et le plus possible, suivant la tolérance individuelle.

En général, pour peu que les douleurs soient vives, nous commençons par les bains, avec ou sans petites douches. Les grandes douches viennent ensuite.

Dans l'eau, les malades accusent une sensation de bien-être très marquée, une plus grande souplesse dans les mouvements; à la sortie, un sentiment de force. Cependant, chez certains sujets pléthoriques, sanguins, dans ces cas de véritable diathèse congestive, le bain occasionne parfois de la céphalalgie, de l'oppression, de la toux. D'autres fois, il exagère, au lieu de les calmer, la douleur et la sensation de froid. Alors, il faut renoncer aux bains, et recourir aux grandes douches locales. On obtient, avec ce moyen, de bons effets sédatifs.

Du reste, c'est le traitement préféré par la plupart des malades, et si nous faisons cette remarque c'est pour ajouter : d'une part, qu'il faut tenir compte de cet enthousiasme dans l'appréciation des résultats obtenus avec les douches; d'autre part, qu'on a quelquefois à retenir les malades, trop souvent portés à exagérer la force de percussion du jet.

Enfin, à la balnéothérapie, on doit joindre le *massage*, moyen précieux et justement développé auprès des stations balnéaires. De nos jours, on a singulièrement simplifié le manuel opératoire de ce mode de traitement. Les diverses manœuvres se réduisent, en somme, à quatre types principaux : l'effleurage, le massage à frictions, le tapotement et le pétrissage. Dans les cas de sciatique, pour lutter contre les troubles trophiques, en particulier contre l'atrophie musculaire, c'est surtout de l'effleurage et du pétrissage qu'il faut faire.

Tel est le traitement qui a été mis en œuvre. Voyons maintenant les résultats obtenus.

Du côté de la sensibilité, tantôt, — rarement, — disparition complète de la douleur; tantôt, — et le plus souvent, — diminution, dans son intensité, dans sa fréquence d'apparition, soit le jour, soit la nuit.

Du côté de la motilité, accroissement dans la force et la souplesse musculaires. Le malade, assis, se lève plus facilement, sans prendre sur ses mains ou sa canne un point d'appui. La marche est plus facile, la fatigue mieux supportée. Il y a, en quelque sorte, aguerrissement contre le retour des douleurs, à la suite d'une longue course. Tel malade qui, à l'arrivée, après une marche un peu forcée, payait le lendemain son « escapade » de la veille, peut, au moment du départ, faire une longue promenade, sans souffrir le lendemain.

Du côté des troubles trophiques, amélioration notable dans cette sensation subjective de froid, si pénible pour les malades; diminution de l'hypothermie, fait constatable par la seule application de la main au niveau des régions atteintes.

L'atrophie musculaire n'existait que chez un seul malade; nous n'avons pas obtenu un grand changement. Il s'agissait d'un vieillard, d'une sciatique très ancienne. La névralgie méritait plutôt le nom de névrite.

Voilà les résultats obtenus. Si nous cherchons à rendre à chaque mode thérapeutique mis en œuvre la part qui lui est due, en d'autres termes à apprécier leur puissance respective vis-à-vis de tel ou tel symptôme, voici ce qui nous paraît être exact :

Contre la douleur, en général, les bains, les douches réussissent bien; contre les troubles de la motilité, contre les troubles trophiques, c'est la douche qui produit les meilleurs effets. C'est à elles qu'il faut s'adresser, et comme, en somme, elle s'applique à tous les symptômes, on peut dire qu'elle constitue le véritable traitement de la sciatique.

Mais les bons effets de la médication sulfureuse étant incontestables, il ne faudrait pas croire que le malade les obtienne d'emblée, sans la moindre exacerbation douloureuse. Il arrive même souvent qu'on assiste à un véritable réveil de la maladie et qu'on voit réapparaître des troubles morbides disparus depuis longtemps.

C'est ainsi que, suivant les cas, on observe les symptômes

suivants : fatigue, courbature générale affectant de préférence les reins, les membres inférieurs, survenant surtout le soir ; élancements douloureux dans une région jusqu'alors indolente, en particulier dans les articulations ; fourmillements, etc., etc. Mais ce n'est que passager, et, en général, avant même la fin du traitement, tout rentre dans l'ordre.

C'est ce qui est arrivé pour nos malades : sur douze, neuf ont été améliorés. Parmi les trois autres, l'un, déjà soigné à Luchon antérieurement, n'avait retiré de bons effets de sa cure que deux mois après la cessation du traitement ; le second avait une sciatique très ancienne, remontant à une dizaine d'années ; le troisième a interrompu son traitement pour cause de départ.

En terminant, nous nous croyons autorisé à formuler les conclusions suivantes :

1o Les bons effets des eaux sulfurées sodiques de Luchon dans le traitement de la névralgie sciatique rhumatismale sont incontestables.

2o La médication doit consister dans l'emploi des bains et surtout dans l'emploi des grandes douches locales, d'une température très élevée.

3o Pour les bains, on doit préférer les sources Bordeu et Richard-Ancienne aux autres sources.

4o Les effets immédiats de la médication peuvent se résumer ainsi :

Sédation de la douleur ; retour partiel de la caloricité ; diminution dans l'impotence fonctionnelle.

5o Ces résultats ne sont généralement obtenus qu'au prix d'une exacerbation fréquente mais non fatale.

Nous étudierons dans un autre article l'action prolongée des eaux sur la marche de la maladie.

Dr F. LAVERGNE,
Inspecteur-adjoint.

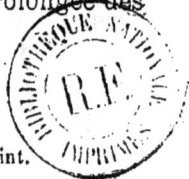

Toulouse, imprimerie DOULADOURE-PRIVAT, rue Saint-Rome, 39. — 2439

www.ingramcontent.com/pod-product-compliance
Lightning Source LLC
Chambersburg PA
CBHW050450210326
41520CB00019B/6157